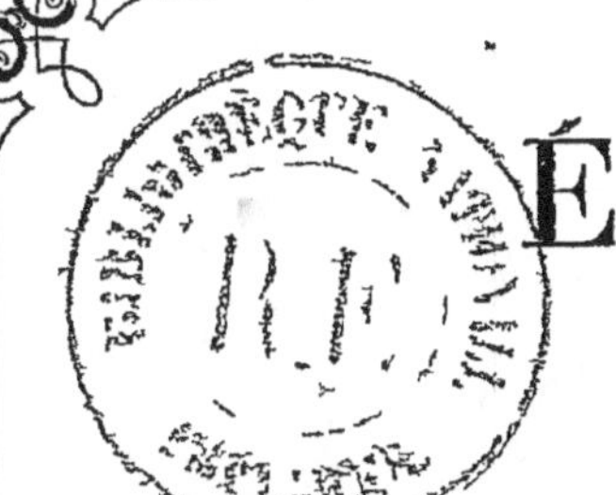

ÉTUDE

SUR LA

MORTALITÉ NOSOCOMIALE

Par Tuberculose pulmonaire

FAITE A L'HOTEL - DIEU DE ROUEN

PAR LE D' E LEUDET

Vice-Président du Conseil d'hygiène et de salubrité
de la Seine-Inférieure, Directeur de l'École de médecine de Rouen. Associé
national de l'Académie de médecine de France

ROUEN

IMPRIMERIE DE ESPÉRANCE CAGNIARD

RUES JEANNE-DARC, 88, ET DES BASNAGE, 5

1883

ÉTUDE SUR LA MORTALITÉ NOSOCOMIALE

ÉTUDE

SUR LA

MORTALITÉ NOSOCOMIALE

Par Tuberculose pulmonaire

FAITE A L'HOTEL-DIEU DE ROUEN

PAR LE Dr E. LEUDET

Vice President du Conseil d'hygiene et de salubrite
de la Seine-Inferieure, Directeur de l'Ecole de medecine de Rouen, Associe
national de l'Academie de medecine de France

ROUEN

IMPRIMERIE DE ESPÉRANCE CAGNIARD

RUES JEANNE-DARC, 88, ET DES BASNAGE, 5

1883

ÉTUDE

SUR LA

MORTALITÉ NOSOCOMIALE

Par Tuberculose pulmonaire

Les décrets qui ont institue les Conseils d'hygiene leur ont imposé le devoir de reunir les éléments d'une statistique medicale, susceptibles d'être coordonnés, pour établir une Geographie medicale de la France Ces statistiques prennent en géneral pour base l'analyse des bulletins de decès delivrés par chaque medecin, qui ajoute à la déclaration de la mort la cause morbide qui l'a provoquée Ces bulletins sont centralisés presque partout à la mairie, dans quelques localités, dans un bureau d'hygiene auquel on a attribué le service de la statistique

Nous savons tous combien ces statisques sont incompletes, j'en pourrais citer pour exemple un tableau emanant d'un médecin tres competent, dans lequel le chiffre de la mortalité est representé, pour la phtisie pulmonaire par 404 décès, pour la méningite par 176, et pour les maladies de cœur et des gros vaisseaux par

173 décès Dans une autre statistique, celle de M. Tré-
buchet, sur la mortalité par phtisie pulmonaire, une
des années du groupe qu'il etudie, donne une différence
si considérable avec les années antérieures et ulte-
rieures, que la vérité des éléments d'analyse et la
réalité du résultat ne peuvent être admises.

La pratique des hôpitaux, et surtout la possibilité de
vérifier par l'ouverture des cadavres le diagnostic fait
pendant la vie, nous fournissent une source précieuse
d'études. J'ai voulu la mettre à profit Les observations
formant la base de ce travail ont été toutes consignées
par écrit, depuis 1854 jusqu'à ce jour

Dans cette période, 1 255 malades ont succombé à la
tuberculose pulmonaire dans ma division à l'Hôtel-Dieu
de Rouen. Je n'ai utilisé ce total de malades que pour
quelques parties de mon travail, pour la partie princi-
pale, je me suis borne à l'analyse de ma pratique hospitalière de 1862 à avril 1882.

Dans cet espace de 21 ans, ma division a réçu 14,663
malades, parmi lesquels 2,756 sont morts

Parmi ces 14,663 malades, 2,098 étaient atteints de
phtisie. et parmi eux 931 ont succombé

La tuberculose pulmonaire fournit donc le septième
du nombre des entrées pour toutes les maladies et plus
du tiers de la mortalité générale

Ce chiffre de la mortalité nosocomiale est supérieur
à celui que donnait mon prédécesseur, le docteur Hellis,
dans le compte-rendu de sa clinique au même hôpital
en 1824 ; car, sur 380 décès, il n'en compte que 95 par
tuberculose pulmonaire Je ferai observer qu'on aurait

tort de conclure de la comparaison du resultat d'Hellis avec le mien, que la mortalité par phtisie a beaucoup augmenté dans notre hôpital le livre d'Hellis nous donne la preuve que l'auscultation et la percussion n'étaient pas appliquées au lit du malade, qu'après la mort, l'examen du cadavre n'était pas toujours pratiqué.

L'analyse de la pratique d'autres hôpitaux français ou étrangers donne une proportion de mortalité par tuberculose inférieure à celle de l'Hôtel-Dieu de Rouen.

A Bordeaux (H Gintrac), a l'hôpital Saint-Andre compte sur 492 deces, 128 par phtisie.

A Berlin (*Annal d Charité*, Kankh, 1875–1879), sur 5,748 deces, 1,619 par phtisie

A Darmstadt (Buechnei, *Vuchow's Archiv*), sur 145 deces, 40 par phtisie.

A Stuttgart (Cles *Vierordt's archiv*), sur 500 deces, 33 0/0 par phtisie

A Prague (*Dittrich Canst Jahresb*), sur 394 deces, 89 par phtisie

Au Caire (Griesinger, *Vierordt's arch*), sur 363 deces, 50 par phtisie.

J'ajoute a Rouen, sur 2,756 deces, 931 par phtisie

L'Hôtel-Dieu de Rouen a donc une mortalité considerable par phtisie, puisqu'elle dépasse un tiers, tandis que, dans les autres hôpitaux, elle n'est que du quart. Je dois ajouter que la division qui m'est confiée, etant affectée à l'enseignement clinique, reçoit un nombre de maladies aigues relativement plus elevé que les autres divisions du même hôpital Il est donc très probable que la mortalité par phtisie dans les autres divisions de l'Hôtel-Dieu de Rouen est au moins egale à celle que j'indique ici

Je regrette de ne pas posséder les chiffres de la mortalité par phtisie et autres maladies dans ma pratique de la ville, il m'est possible de dire approximativement que, dans la classe aisée de Rouen, la mortalité par tuberculose pulmonaire est moins considérable que dans la classe ouvrière

Les campagnes, au dire de tous les statisticiens, ont le privilège d'avoir un chiffre de mortalité par phtisie inférieur à celui des villes « On meurt plus de phtisie à la ville qu'a la campagne », dit Arnould (*Elem d'hygiène*, p 540, 1881) Greenhow a analysé sous ce rapport la mortalité de 105 districts d'Angleterre Les huit districts les plus favorisés sont à population agricole, ils fournissent 2 decès hommes, et 2/51 deces femmes par phtisie sur 1,000 Les huit districts les moins favorisés renferment les villes de Liverpool Bristol, Manchester, Birmingham, Leeds, Sheffield, ils ont 8/62 décès phtisiques hommes, et 7/61 pour 1,000 décès femmes

J'ai interrogé fréquemment nos confrères pratiquant dans les campagnes sur la léthalité par phtisie dans leur localité Leur réponse a été presqu'uniforme · « elle est moindre que dans les villes » Il y aurait une grande utilité à obtenir, au lieu du résultat de souvenir, un relevé exact Le département de la Seine-Inférieure comprend des districts d'une altitude très différente ; les uns situés sur le littoral de la mer, sur le bord de rivières, d'autres dans des plaines élevées, d'autres enfin dans des régions boisées, comme le canton de Saint-Saens Beaucoup d'auteurs, et il y a peu d'années Lancereaux, ont résumé dans des travaux intéressants la distribution géographique de la phtisie pulmonaire. Il est intéressant, sans aucun doute, de connaître l'immunité pour la phtisie des steppes russes, des hauteurs montagneuses, il y aurait encore plus d'intérêt à déterminer, dans un même pays, quelles localités jouissent du même privilege il en serait ainsi, au dire de Peter, de certaines localites de la Côte-d'Or, au dire de Hirsch, du littoral de la Baltique, des forêts du Harz, de la Thuringe, en Allemagne Ce sujet mérite donc toute l'attention des médecins et des hygiénistes.

L'influence du sexe sur la mortalité par phtisie pulmonaire, a reçu diverses solutions Au commencement du siècle, Laennec, Louis, Benoiston, de Châteauneuf, ont écrit que la mortalité par tuberculose pulmonaire est plus considérable chez la femme que chez l'homme Grisolle (*Elements de Path interne*, v. 2, p 506, 1855) ecrit « Il résulte de quelques documents, surtout de ceux qui ont été réunis par le docteur Clark, dans son ouvrage, que dans plusieurs pays d'Europe et d'Amérique, comme à Genève, Berlin, Hambourg, Naples, en Suède, à New-York, et même dans quelques villes de France, *comme à Rouen,* la phtisie affecte les hommes en plus grande proportion que les femmes Il semble donc qu'on ne s'accorde pas sur cette question de l'influence du sexe sur la mortalité par tuberculose Peter, Arnould, pensent que la prédominance de la léthalité par tuberculose dans l'un ou l'autre des deux sexes dépend du genre d'occupation plus ou moins fréquent des hommes ou des femmes dans un air confine et peu renouvelé, comme dans les ateliers de nos grands établissements industriels A Rouen, dans beaucoup de nos établissements importants, le nombre de femmes occupées dans les ateliers est égal et même souvent supérieur à celui des hommes.

Or, sur un total de 1,527 décès chez les hommes, il y en a 536 par phtisie ; sur un total de 1,100 décès chez les femmes, il y en a 395 par phtisie.

La proportion est donc à peu près identique dans les deux sexes, même légèrement supérieure pour le sexe féminin

L'âge de la mortalité n'offre pas dans ma statistique de différence avec celui des statistiques publiées antérieurement.

Ma division hospitalière comprenait pendant vingt ans une salle d'enfants de trois à neuf ans , aussi dans le tableau que je consigne ici, voit-on figurer un chiffre de mortalité dans l'enfance Je n'attache que peu d'importance à ces résultats, pour cette raison que cette salle d'enfants, qui ne contenait que dix lits, ne recevait chaque année qu'un nombre minime d'enfants malades. Je dois faire la même remarque pour la mortalité par tuberculose chez les vieillards, l'Hôtel-Dieu ne recevant qu'exceptionnellement des malades au-dessus de 60 ans.

Le relevé des observations de tuberculose pulmonaire que j'ai recueillies de 1855 à 1882, et terminées par la mort, donne le resultat suivant : l'âge est celui des malades au moment de la mort.

	Hommes	Femmes
Tuberculeux morts âges de 3 a 10 ans	31	20
— 11 a 20 ›	59	47
— 21 a 30 »	136	143
— 31 a 40 ›	137	135
— 41 a 50 »	133	87
— 51 a 60 »	102	61
— 61 a 69 ›	29	12

On peut conclure de ce tableau que le maximum de la mortalıté est de 20 à 40 ans D'Espıne, dans sa statıstique mortuaire comparée, étaıt arrıvé au même résultat ; du reste, ces chıffres ne sont que conventionnels , ıl faudraıt, pour connaître la mortalıté réelle par tuberculose pulmonaıre au dıvers âges, connaître la proportıon d'ındıvıdus vıvants à chaque âge. Fuller, Oesterlen (*Medec Statıst*), Peter, ont tous ınsıste sur cette dıffıculté On pourra cependant ajouter qu'en comparant, comme l'ont faıt d'Espıne et les statıstıcıens anglaıs, la mortalıté par tuberculose au nombre d'ındıvıdus exıstants à chaque âge, on trouve encore que le maxımum de la mortalıte tuberculeuse se produıt de 20 à 30, et de 30 à 40 ans

La mortalıté par tuberculose pulmonaıre suıvant les professıons, a donné lıeu à beaucoup de travaux , je n'aı pu moı-même faıre une enquête sur l'ınfluence des ındustrıes rouennaıses sur la mortalıte tuberculeuse Les statıstıques de Guy *(Contrıbutıons to a Knowledge of the ınfluence of employment on health)*, de Neufvılle (*Lebensdauer und Todes Ursachen,* 1885), sont connus de tous les hygıénıstes Blaschko, en Prusse , Buchanam, en Angleterre ; Schuler, en Suısse, ont étudıe l'influence des poussières de coton sur la production de la tuberculose pulmonaire. La phtisie cotonneuse, le byssinosis, comme on le nomme, est plutôt, comme le dit Laget, un catarrhe des fileurs de coton qu'une tuberculose réelle Je n'ai pu faire l'analyse de mes observations en plaçant en parallele des maladies professionnelles, le nombre des individus classés par professions et admis pour toutes les maladies dans les hôpitaux Je ne crois pas, d'après les relevés partiels que j'ai pu faire, à la réalité d'une phtisie cotonneuse, du Byssinosis Du reste Arnould a fait remarquer que Van Coettem, auquel on attribue d'ordinaire la création de l'espèce de phtisie cotonneuse, a décrit d'une part les symptômes d'une véritable pneumonie catarrhale, de l'autre les symptômes et l'anatomie pathologique de la tuberculose scléreuse Pour moi les filatures et les tissages de coton ne créent pas une prédisposition a la phtisie parmi les ouvriers qui les fréquentent

Quelle est la durée de la tuberculose pulmonaire dans la classe ouvrière ? La première question qui se pose est relative à la tuberculose miliaire aigue. Cette maladie, dont les symptômes ressemblent si peu à la phtisie chronique, j'en ai déjà écrit la seméiologie et la marche dans un travail publié il y a plus de 30 ans Sur un total de 1,255 morts par tuberculose pulmonaire, j'ai perdu en 27 ans 45 malades adultes par phtisie miliaire aigue , cette proportion est tres elevée, surtout quand on la compare au relevé des différents services de l'hôpital de la Charité, de Berlin, où sur 1,719 morts de phtisie en général, on ne compte que

27 morts par tuberculose aigue, pas moins de la moitié de la proportion consignée dans mes observations Cette fréquence excessive de la phtisie miliaire aigue sera le sujet d'un travail plus etendu que je publierai prochainement. Je dirai seulement ici qu'elle ne semble pas aussi fréquente à Lyon qu'à Rouen La statistique des services de médecine des hôpitaux de Lyon, par le docteur Meynet, pour 1872, donne 14 décès par tuberculose miliaire aigue, sur 592 décès de tuberculose d'une manière générale, proportion supérieure encore à celle du grand hôpital de Berlin mais qui n'atteint pas celle de l'Hôtel-Dieu de Rouen

On aurait tort de conclure de ce fait que, d'une manière generale, la tuberculose marche plus rapidement à Rouen qu'ailleurs, j'ai fait l'analyse de 409 observations de phtisiques, chez lesquels j'ai pu préciser d'une manière assez exacte le début de la maladie

Cette analyse m'a donné les résultats suivants :

193 malades moururent dans l'espace de	2 mois	a	1 an.
102 —	—	—	1 an	a	2 ans.
76 —	—	—	3 ans	a	5 ans.
26 —	—	—	6 ans	a	10 ans.
10 —	—	—	11 ans	a	15 ans.
1 malade mourut au bout de 17 ans			
1 —	—	19 ans	

Total. 409

Sur un total de 409 tuberculeux, 265 moururent donc dans l'espace de 2 ans D'après la statistique de Louis, 170 sur 193 moururent dans les 2 premières années D'après la statistique de l'Espine, 56 sur 85 malades moururent dans le même espace de temps à Genève Les résultats de ma statistique prouvent que les deux tiers de tuberculeux meurent dans l'espace de 2 ans , que dans la classe ouvrière, plus rarement que dans la classe aisée, on observe des tuberculoses pulmonaires, dont la durée dépasse 5 ans , cependant que les cas de ce genre ne sont pas absolument rares

J'ai commencé depuis quelques temps à étudier la fréquence des diverses formes de la tuberculose pulmonaire chronique Ce travail n'étant pas achevé, il m'est impossible d'en donner ici les résultats On me permettra cependant d'insister, en terminant cette note, sur une forme assez commune de phtisie Beaucoup d'ouvriers montrent une tolérance remarquable pour supporter les premières phases de la tuberculose pulmonaire. Le travail local peut progresser jusqu'à la période d'excavation, sans que l'état général soit compromis Ceci s'observe surtout chez ceux dont l'état du tube digestif permet la bonne alimentation , chez ceux qui, à la réparation de l'organisme par l'alimentation, joignent l'entretien de la vie par la respiration d'un air pur et assez renouvelé. Ce sont là, du reste, les deux grands modificateurs que les progres de la civilisation peuvent fournir pour prévenir et combattre la phtisie la nourriture digestive et la nourriture respiratoire.

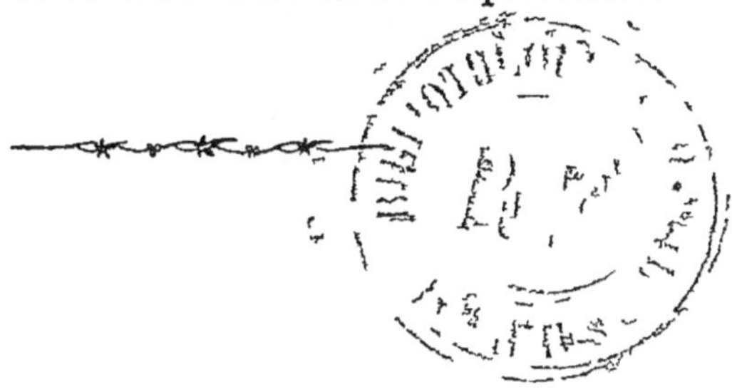

ROUEN — Imprimerie E. CAGNIARD, rue Jeanne-Darc, 88

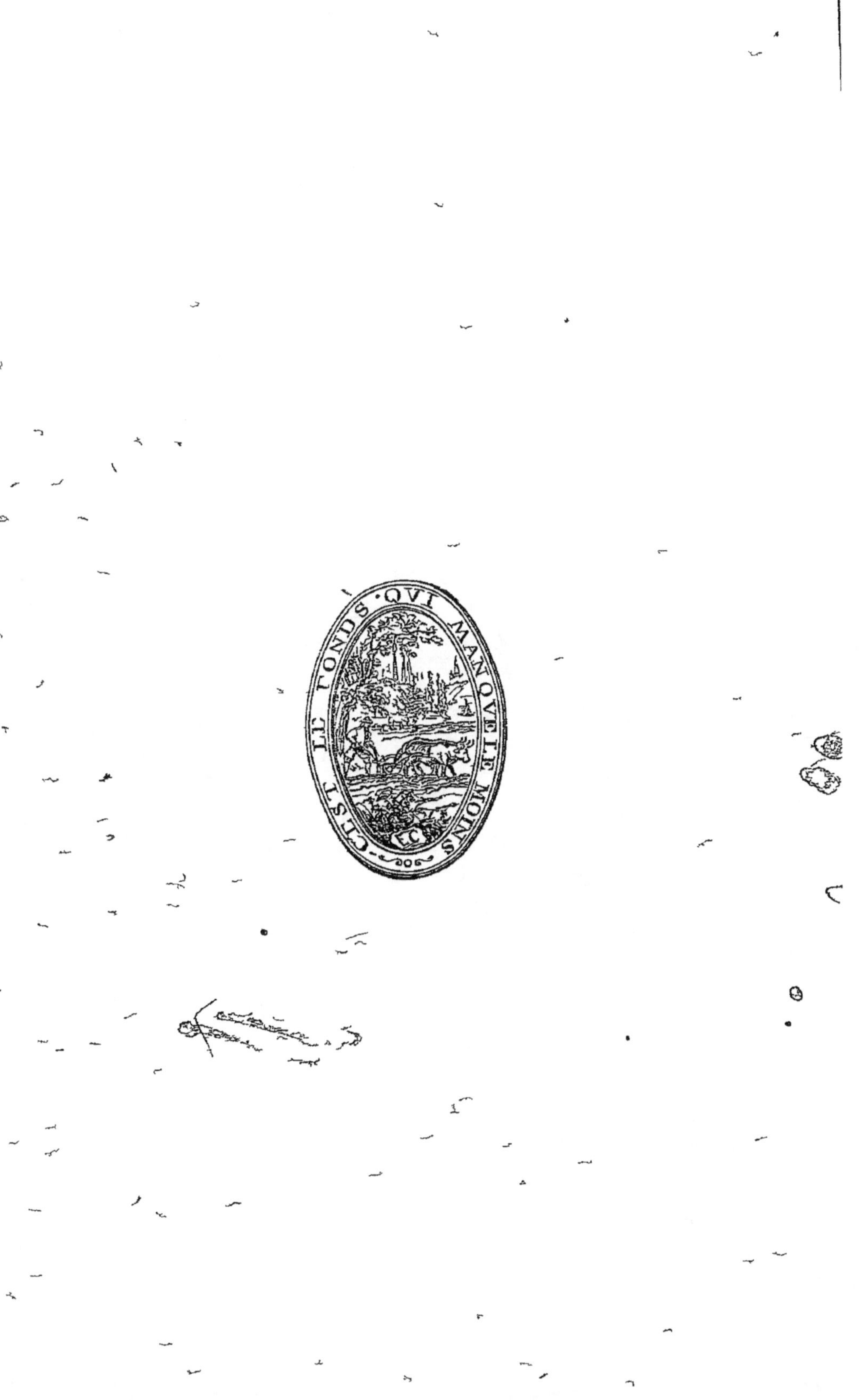

·QVI· MANQVE LE MOINS · C'EST LE FONDS QVI MANQVE LE MOINS

www.ingramcontent.com/pod-product-compliance
Lightning Source LLC
Chambersburg PA
CBHW061036090726
47597CB00014B/4487